Dr F. CHANNAC

médecin consultant

VALS-LES-BAINS (Ardèche)

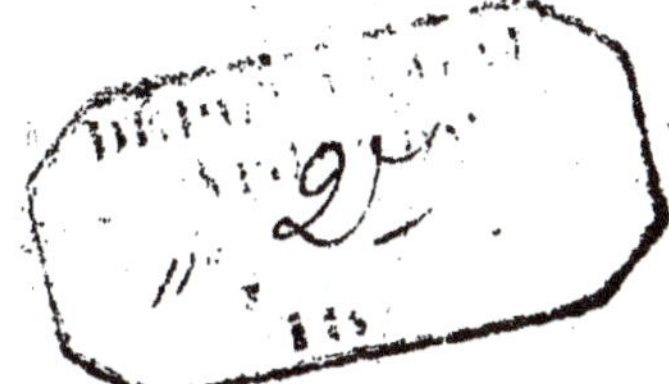

Les avantages de Vals

dans

la cure du diabète

Traitement hydrominéral parfaitement adapté
à cette affection et aidé dans son action
par l'influence heureuse du climat

Communication au 4me Congrès

de Climatothérapie

Les Avantages de Vals

dans

la Cure du Diabète

par le

Docteur F. CHANNAC

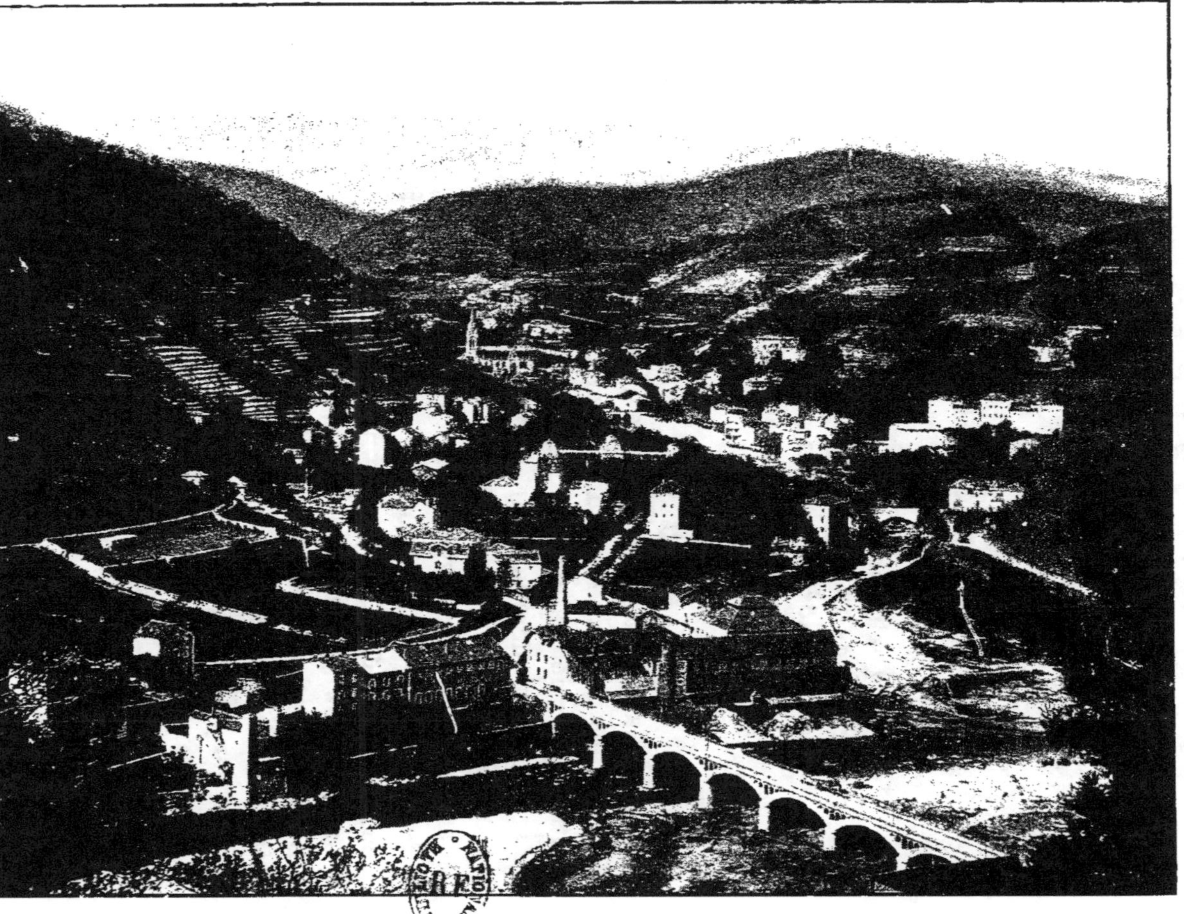

VUE GÉNÉRALE DE VALS-LES-BAINS

LES AVANTAGES DE VALS

DANS

LA CURE DU DIABÈTE

**Traitement hydrominéral
parfaitement adapté à cette affection
et aidé dans son action
par l'influence heureuse du climat**

Votre Congrès ayant pour but de mettre en lumière la valeur thérapeutique de certains agents physiques tels que la nature les met à notre disposition pour le traitement des affections morbides, j'ai pensé qu'une étude sur la médication naturelle fournie par les eaux de Vals pourrait prendre place dans votre programme. Auparavant, d'ailleurs, je demandais l'avis de votre Secrétaire général. Sur sa réponse que le Congrès admet fort bien les communications sur les eaux minérales à condition qu'elles contiennent une partie climatique, j'ai fait inscrire cette communication sur les avantages de Vals dans la cure du diabète en lui faisant comprendre deux parties : l'une consacrée à l'action proprement dite des eaux, l'autre aux conditions climatériques de la station, dans ce que les unes et les autres ont de plus particulièrement adapté au traitement de cette affection.

Pour bien comprendre comment on peut instituer

le traitement hydrominéral du diabète, il est nécessaire de connaître les ressources présentées à ce point de vue par la station de Vals. Je le ferai d'ailleurs d'une façon sommaire en me reportant à une notice publiée antérieurement [1].

Vals est rangé dans la catégorie des stations alcalines, et ce qui la caractérise d'après Delfau [2] c'est la variété de minéralisation de ses eaux offrant tous les degrés depuis le plus bas jusqu'au plus élevé connu. Et, en effet, le bicarbonate de soude s'y trouve dans les proportions les plus variées depuis 1 gramme jusqu'à plus de 8 grammes par litre; d'où, pour désigner les catégories de sources les dénominations par n° 1, 3, 5, 7, 9 ou encore moyen plus simple et plus commode, la classification en eaux faibles, moyennes, fortes.

A côté de cet élément principal, on en rencontre d'autres accessoires mais qui ont leur importance. Je veux parler du carbonate de chaux dont la base a des propriétés plus particulièrement diurétiques, et du carbonate de magnésie. Outre son action de saturation, ce dernier sel, décomposé par l'acide chlorhydrique du suc gastrique, donne de l'acide carbonique et du chlorure de magnésium à l'état naissant. Ce sel de néoformation ayant une action remarquable sur la musculature de l'estomac et de l'intestin, vient annihiler les effets de constipation produits par le bicarbonate de soude, donne à **certaines eaux des propriétés laxatives** que l'on

[1] Dr Channac. Vals : *Sa gamme de minéralisation.*
[2] Delfau : *Hygiène et thérapeutique thermale.*

ignore généralement, et auxquelles nous pourrons avoir recours dans le diabète. De plus le chlorure de sodium dans certaines eaux fortes existe dans la proportion de 1 gr. 20 par litre (les eaux de Carslbad en renferment 1 gr. 40); les sels de fer s'y rencontrent depuis quelques milligrammes à près de 8 centigrammes par litre (les eaux regardées plus spécialement comme ferrugineuses en contiennent 10 à 12 centigrammes) et la lithine enfin, pour ne citer que les corps les plus importants, s'y trouve dans la proportion de 4 à 5 centigrammes.

Mais il est un autre groupe d'eaux qui donne à Vals une place à part parmi les stations de la médication alcaline, c'est le groupe ferro-arsenical, contenant surtout des sels acides sous forme de sulfates de phosphates et aussi des sels d'arsenic. Ce dernier élément qui mérite de fixer surtout notre attention s'y trouve dans la proportion de 3 milligrammes par litre sous forme d'arsenite de soude.

Cette richesse en eaux de composition différente motive bien l'appréciation du professeur Landouzy dans un voyage d'études aux stations thermales. « Vals est une des capitales de la richesse minérale française et la capitale du royaume bicarbonaté sodique. »

Comment allons-nous utiliser les eaux dans le traitement du diabète? Pour arriver à un traitement utile de cette affection il nous faut :

1° Modifier la glycosurie;

2° Neutraliser et éliminer les produits toxiques;

3° Relever l'état général et maintenir d'une façon durable l'équilibre obtenu.

Pour modifier la glycosurie nous nous adresserons aux eaux contenant de fortes proportions de bicarbonate de soude, sel que Lecorché regarde comme la véritable pierre de touche du diabète. Les eaux alcalines ont des effets plus appréciables que les sels administrés en nature, à cause de l'association de leurs principes fondamentaux avec d'autres éléments qui viennent aider l'action de l'élément principal (ainsi, dans le cas présent, le chlorure de sodium, qui pour Gans, aurait la propriété de ralentir la transformation du glycogène en sucre) et aussi en raison de la radio-activité, cette force mystérieuse sur laquelle on n'a pas encore, à l'heure actuelle, des données précises mais qui n'en existe pas moins puisque, avec des eaux de minéralisation indifférente, on peut obtenir des résultats cliniques appréciables. Ces eaux seront administrées en dehors de la période digestive pour que le bicarbonate de soude qu'elles contiennent puisse passer sans être décomposé dans le sang et faciliter la combustion du sucre dans les tissus, action que l'on désigne sous le terme de glycolyse. Mais peut-on modérer de plus la formation du sucre ou glycogénie? Pour A. Robin [1], dans certaines formes de diabète d'origine dyspeptique, l'hyperacidité du chyme arrivant dans le duodénum peut produire d'une façon réflexe une exagération dans les fonctions de la cellule hépatique, exagération se manifestant et par une surproduction de bile et aussi par une excitation de la fonction glycogéni-

[1] A. Robin : *Traité des maladies de l'estomac.*

que. C'est par ce mécanisme que pour le même auteur l'hypersthénie est souvent « la préface du diabète ». L'ébranlement du système nerveux, d'une part, l'excès de sucre excitant de la fonction glycogénique d'autre part, constituent une sorte de cercle vicieux qui fait qu'une glycosurie d'abord passagère tend à devenir définitive. Or, comment neutraliser d'une façon plus efficace cette hyperacidité du suc gastrique que par l'administration du sel saturant par excellence, le bicarbonate de soude? Le foie n'ayant plus à intervenir, du moins d'une façon exagérée, en éprouvera une sorte d'apaisement dans ses fonctions. Ces résultats, nous les obtiendrons par l'administration fractionnée d'heure en heure d'eau alcaline en commençant deux heures après le repas.

Le deuxième but à atteindre est de neutraliser les produits toxiques et de favoriser leur élimination. Ces produits, qu'ils proviennent de la combustion imcomplète de glycose, ou du régime sarcoadipeux imposé sinon d'une façon stricte, au moins comme base de régime au diabétique, peuvent causer s'ils sont en quantité trop élevée dans le sang, une complication redoutable du diabète, le coma. Or, d'après Roger, Devic, Hugounenc ces produits sont généralement acides, acides lactique, butyrique, diacétique, etc.; Chauffard de son côté a montré l'utilité de l'administration à haute dose des alcalins mais à la période prémonitoire de ce coma. C'est dire l'utilité théorique et pratique des eaux alcalines très fortes (de 6 à 9 grammes de principes alcalins) qui, arrivant à neutraliser facilement tous les produits toxiques, permettent de suivre avec persévérance le régime imposé.

De plus l'alcalinité du sang, qui pour Charrin est une condition favorable à la résistance aux infections, mettra le diabétique dans les meilleures conditions voulues pour résister aux dangers d'ordre infectieux qui le menacent, comme aussi pour rester à l'abri des atteintes possibles de goutte et de gravelle, maladies de la série arthritique comme le diabète lui-même.

Pour faciliter l'élimination des produits toxiques [1], on peut s'adresser d'une part à l'intestin en faisant usage des **propriétés laxatives des eaux** qui renferment une quantité notable de sels de magnésie, propriétés qui auront une utilité incontestable car la constipation est la règle chez le diabétique, et aussi d'autre part au rein. Une diurèse abondante est d'autant plus indiquée que le rein, irrité par la glycosurie, par l'élimination en excès d'urate et d'oxalate provenant d'une alimentation trop exclusivement carnée, peut arriver à manifester cet état d'irritation par une albuminerie passagère au début mais ayant des tendances à devenir chronique; ce qui a permis à Bouchard de dire « la polyurie provoquée est la sauvegarde du diabétique. » Cette diurèse, nous l'obtiendrons par les eaux faiblement minéralisées qui, agréables au goût, calmant la soif d'une façon efficace, auront de plus l'avantage d'être facilement acceptées par le malade.

En dernier lieu, enfin, nous devons tonifier

[1] M. Guelpa a préconisé une méthode de cure du diabète par l'emploi seul des purgatifs combiné avec le jeûne.

l'état général et maintenir d'une façon durable l'équilibre obtenu, c'est ce que A. Robin désigne sous le nom de « traitement de consolidation » et qu'il obtient par l'emploi combiné de la lithine et de l'arsenic. Ce dernier élément a une action manifeste sur la glycosurie, puisque d'après Saikowski, l'administration de ce médicament empêche la piqûre du quatrième ventricule d'avoir des effets appréciables ; il est de plus, avec la lithine, un médicament de la diathèse arthritique et enfin on l'emploie avec avantage en certaines circonstances pour rétablir l'équilibre troublé du système nerveux. Toutes ces raisons démontrent l'utilité pour le diabétique de composés arsenicaux, **si bien qu'on ne peut se contenter dans le traitement hydrominéral du diabète de l'administration exclusive des eaux alcalines, il faut leur associer les eaux ferro-arsenicales.** Vals nous permet cette association de traitement : son groupe d'eaux ferro-arsenicales nous présente cet élément indispensable de traitement, sous une forme naturelle, et cela avec avantage car pour Arnozan [1] les « eaux minérales présentent à l'organisme des remèdes mieux adaptés que ne peuvent le faire les plus savantes combinaisons chimiques ».

Nous venons d'exposer dans ce qui précède un traitement pour ainsi dire schématique du diabète. Malheureusement cette affection ne présente pas seulement des phénomènes de glycosurie et d'auto-intoxications diverses ; dans les observations clini-

[1] Arnozan : *Précis de thérapeutique.*

ques, les phénomènes de dénutrition occupent souvent une grande place. C'est pour cela que Richardière (¹) divise l'évolution du diabète en deux périodes, l'une dite de tolérance, l'autre dite de consomption ou d'autophagie, de même que Marcel Labbé envisage à ce point de vue plusieurs formes du diabète :

Dans la première il n'y a pas de dénutrition. La viciation de la nutrition est spécialisée pour le sucre qui se montre dans les urines surtout après le repas, si les hydrates de carbone sont ingérés en quantité immodérée, disparaissant, par contre, avec un régime sévère.

Dans la seconde, la dénutrition est modérée, avec aspect intermédiaire entre la première forme et celle qui va suivre. La glycosurie est bien en rapport avec l'alimentation, mais elle ne disparaît pas par la supression des hydrates de carbone et persiste d'une façon plus marquée que précédemment dans l'intervalle des repas.

Dans la troisième enfin, la dénutrition est intense. C'est la forme grave de Seegen, le diabète pancréatique de Lancereaux. Le sucre est fabriqué non seulement aux dépens des hydrates de carbone, des substances azotées et graisses de l'alimentation mais aux dépens de la propre substance de l'individu. Aussi y a-t-il amaigrissement rapide et une azoturie intense qui est parfois aussi marquée dans les urines du jour que dans celles de la nuit.

(¹) Richardière : Article diabète. *Trait. de médecine Brouardel et Gilbert.*

La cure thermale, telle que nous l'avons exposée, n'aura de bons effets que dans ces formes du diabète dans lesquelles les phénomènes de dénutrition ne sont pas arrivés à donner au malade, d'une façon persistante, l'aspect de la cachexie. Les eaux alcalines fortes sont alors surtout contre-indiquées, car elles exagèrent les phénomènes de dénutrition et il est de plus nécessaire que les organes aient conservé une force de vitalité suffisante pour réagir et cela avec mesure sous le coup de fouet du traitement. Les eaux ferro-arsenicales et surtout les eaux faiblement minéralisées qui, pour Pelon [1], « peuvent rendre des services en facilitant le remontement de l'organisme, » nous semblent les seules à conseiller. C'est dans ces cas qu'on apprécie l'utilité d'une gamme de minéralisation aussi variée que celle que nous présente la station de Vals.

Nous allons étudier, maintenant, les conditions climatériques et montrer comment elles apportent un concours précieux à la cure du diabète.

Vals, par sa situation géographique, fait partie du massif du Plateau Central, « région où la nature a ramassé, comme un résumé de tous ses aspects, le trait propre de cette contrée étant la variété [2], » mais plus spécialement de sa portion sud-est désignée sous le nom de Monts du Vivarais. Elle est bâtie sur les flancs de collines dont la réunion forme une vallée assez resserrée et traversée par

[1] Pelon : *Guide de thérapeutique hydrominérale.*
[2] *Atlas Larousse illustré.*

un cours d'eau à pente rapide, conditions qu.
assurent un libre écoulement des eaux et un drai-
nage parfait du sol. Son altitude est de 260 mètres,
mais dans son voisinage immédiat se trouvent des
sommets variants de 500 à 1.000 mètres, tandis
que les plus hauts sommets des montagnes céve-
noles, le Mézenc et le Gerbier-des-Joncs, n'en sont
distants que de quelques lieues.

Le climat appartient à celui des zones tempérées,
Vals étant situé sur la ligne isotherme + 15°. Si
certaines heures du milieu de la journée, pendant
le mois de juillet et d'août sont chaudes, une brise
agréablement fraîche, s'élevant vers le soir, vient
modérer cette température pendant les heures de
la nuit. Grâce à la conformation en vallée inégale-
ment resserrée présentant de nombreuses flexuosités
de terrain à orientations diverses, les parois ne
sont pas exposées d'une façon identique aux rayons
du soleil et s'échauffent d'une façon inégale pendant le jour. Ces différences de température gagnant
les couches d'air, leur densité n'est plus uniforme.
Et comme une masse gazeuse ne peut rester en
équilibre que si la densité est la même en tous les
points d'une ligne horizontale, les couches d'air
les plus légères, par suite de leur échauffement,
tendent à s'élever dans les régions supérieures,
tandis que d'autres s'ébranlent de proche en proche
pour combler les vides ainsi produits ; d'où produc-
tion de courants athmosphériques qui amènent
l'air plus frais des montagnes. Il en résulte donc
un abaissement de température vers le soir, mais
cet écart, tout en étant appréciable, se maintient

dans de justes limites. D'autre part, la situation de Vals dans les limites de la zone tempérée, de la culture du mûrier et de l'olivier, lui donne une douceur de climat remarquable pendant les mois de mai, juin, septembre et octobre, permettant **ainsi des cures thermales de printemps et d'automne.**

Une station balnéaire doit présenter, du moins pour les mois pendant lesquels elle est fréquentée, un gros pourcentrage de journées sans pluie, si l'on veut que le traitement soit suivi d'une façon agréable, méthodique et régulière. A considérer la moyenne annuelle des pluies à Vals, atteignant 1^m20 à 1^m30, alors que la moyenne pour la France est de 75 à 80 centimètres (sauf dans le Plateau Central où elle atteint 2 mètres environ), on pourrait y voir une condition défectueuse. Et cependant cette quantité de pluie ne se répartit qu'en 80 journées environ pour toute l'année et pour les mois qui nous intéressent plus spécialement du 1er mai à fin octobre, on trouve 35 journées donnant 67^{cm} 5 de hauteur de pluie. Il faut, en effet, se rappeler le régime des pluies dans notre région. Les pluies fines y sont à peu près inconnues, tandis qu'on y observe, le plus souvent, des pluies d'orage, pluies en larges gouttelettes qui, en plus de l'abaissement de la température, assainissent l'air en entraînant avec elles les poussières et les germes pathogènes de l'atmosphère. D'autre part, leur courte durée habituelle, car elles occupent rarement la journée entière, n'impose pas l'ennui du séjour forcé et prolongé à l'hôtel, ni la cessation du traitement.

Nous attirons l'attention également sur l'état d'humidité relative de l'air, qui se trouve dans des conditions favorables d'oscillation autour de 70. En plus de cela, à l'évaporomètre, on observe que l'air pourrait s'emparer d'une certaine quantité d'eau sous forme de vapeur, quantité qui varie entre 30, 45 et 60 millimètres par mois; ce qui prouve que l'air n'est pas saturé d'humidité. Ceci s'explique par ce fait que les eaux de pluie ne peuvent séjourner grâce à la déclivité du sol, et par cet autre que l'air, grâce aux courants atmosphériques qui l'agitent, est fréquemment renouvelé, condition indispensable pour avoir un air sec, sain et pur.

Pour résumer ces données, voici un tableau qui les contient indiquées mois par mois. Ces données indiquent des moyennes portant sur les cinq dernières années. Pour la température, afin d'avoir une idée plus exacte sur son état habituel, je n'ai pas indiqué la température maxima ou minima du mois, une journée pouvant être exceptionnellement chaude ou froide, mais les degrés entre lesquels elle oscille le plus habituellement. Je dois les documents qui m'ont servi à dresser ce tableau, à l'obligeance de M. Vaschalde, directeur de l'établissement thermal de Vals, qui a mis gracieusement à ma disposition les observations qu'il consigne journellement depuis un grand nombre d'années.

Tableau [1]

	Mai [2]	Juin	Juillet	Août	Septem.	Octobre	TOTAL
Humidité relative	69,6	68,9	68	68,8	70,8	72	=35 jours pluvieux.
Jours de pluie [4]	6	6	5	4	6	8	
Eau de pluie (en m/m	80	95	50	65	185	200	= 67 c^t, 5
Eau évaporée [3]	43	58	68	65	46	30	
$\theta°$ habituelle du jour.........	18 à 24°	20 à 26°	24 à 28°	24 à 28°	20 à 24°	14 à 20°	
$\theta°$ habituelle de la nuit.........	12 à 14°	14 à 16°	16 à 18°	16 à 18°	12 à 14°	10 à 12°	

1. Moyennes portant sur les cinq dernières années dont une forte de sécheresse (1906), deux moyennes 1904 et 1905, deux pluvieuses 1903, 1907.

2. Les mois de mai et d'octobre sont compris en entier.

3. Eau qui aurait pu s'évaporer en plus de la vapeur d'eau due à la pluie ayant séjourné sur le sol et humidifié l'atmosphère.

4. Comme jours pluvieux on a compris même ceux où il n'est tombé que quelques millimètres d'eau.

Et n'allez pas croire que toutes ces considérations n'ont qu'une portée théorique. Proust et Mathieu, dans leur livre sur l'hygiène du diabétique, nous enseignent qu'il y a lieu, dans les stations, d'accorder une importance plus grande aux moyens hygiéniques considérés trop souvent comme un élément secondaire de cure et les conditions climatériques ne doivent-elles pas être comprises dans ces moyens hygiéniques? Ces conditions climatériques présentées par la station de Vals conviennent parfaitement au diabétique. Voici comment :

Certains auteurs ont insisté sur le rôle du froid et surtout du froid humide dans l'étiologie et l'évolution du diabète. Le diabétique réagit mal contre les écarts de température ; il aurait besoin d'avoir autour de lui une température toujours à peu près égale sans oscillations marquées, car, chez lui, comme chez les auto-intoxiqués en général, la température centrale est abaissée et le système vaso-moteur fonctionne mal. Si, durant toute l'année, dans le pays où il habite, on ne peut soustraire ce malade à la double influence funeste du froid et de l'humidité, on doit le placer dans les meilleures conditions voulues quand on le fait déplacer soit pour une cure thermale, soit pour tout autre cure. Vals semble présenter ces conditions : son climat est tempéré, son climat est sec, le pourcentage des journées sans pluie ni brouillard est élevé. Cette chaleur dans de justes proportions, cet état hygrométrique de l'air en favorisant la fonction de la peau viennent lutter contre l'insuffisance du filtre cutané, qui, pour Cazalis, s'ajoute chez tout arthritique à l'insuffisance du filtre rénal. Et cette fonction de la peau n'est pas quantité négligeable puisque chez un individu normal s'il s'élimine 1.400 à 1.500 grammes d'eau par les urines, il s'en élimine environ 800 grammes par la peau. Il ne faut pas craindre par cette évaporation cutanée, terme que j'emploie ici plus volontiers que celui de sudation, cette dernière amenant souvent un état d'affaiblissement que l'on doit redouter dans certaines formes de diabète, que l'on ne craigne pas, dis-je, d'amener de l'irritation rénale par concentration plus prononcée des urines, car cette évaporation naturelle se fera d'une façon lente, à l'insu pour ainsi dire du malade, et de plus, nous avons la possibilité d'administrer *larga manu* des eaux de faible minéralisation, agréables au goût et surtout facilement acceptées.

La configuration en vallée au voisinage de montagnes d'altitude variée amène un air sain et pur fréquemment renouvelé par des courants aériens dus à cette configuration topographique; le sol offre en certains endroits des promenades de déclivité variable permettant un exercice graduel et progressif auquel le malade se soumettra plus facilement qu'à une promenade prolongée en terrain uniformément plat et dont la courte durée n'exclue pas un travail efficace des muscles : ce travail musculaire et cette ventilation pulmonaire auront pour effet, d'une part, de favoriser la consommation du sucre dans les tissus, d'autre part, de relever l'état général.

Enfin en dernier lieu, faisons remarquer que s'il

est nécessaire chez un malade d'instituer une cure précoce ou tardive, chez un autre d'ordonner plusieurs cures durant la même année, **les mois de printemps et d'automne**, grâce à la douceur du climat, permettent ces traitements.

CONCLUSION

Que conclure de cet aperçu, sinon que Vals doit tenir une place honorable parmi les stations hydro-minérales indiquées pour la cure du diabète. Ses eaux alcalines de minéralisation riche et variée, en association avec d'autres ferro-arsenicales fournissent ce que l'on pourrait appeler le traitement médicamenteux naturel par excellence de cette affection, tandis que des conditions climatériques, bien appropriées, en constituent une sorte de thérapeutique hygiénique. Et quand il en est ainsi, ne peut-on pas dire avec Jaccoud : « Il est un ordre de traitement du diabète que l'on doit placer avant les médicaments parce qu'il est plus puissant, ce sont les cures thermales. »

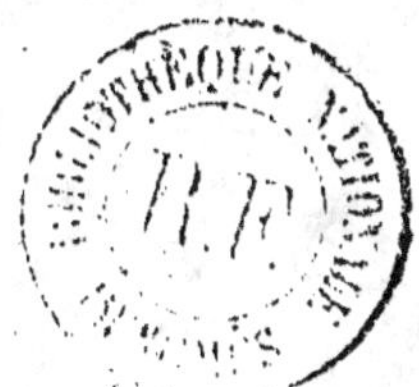

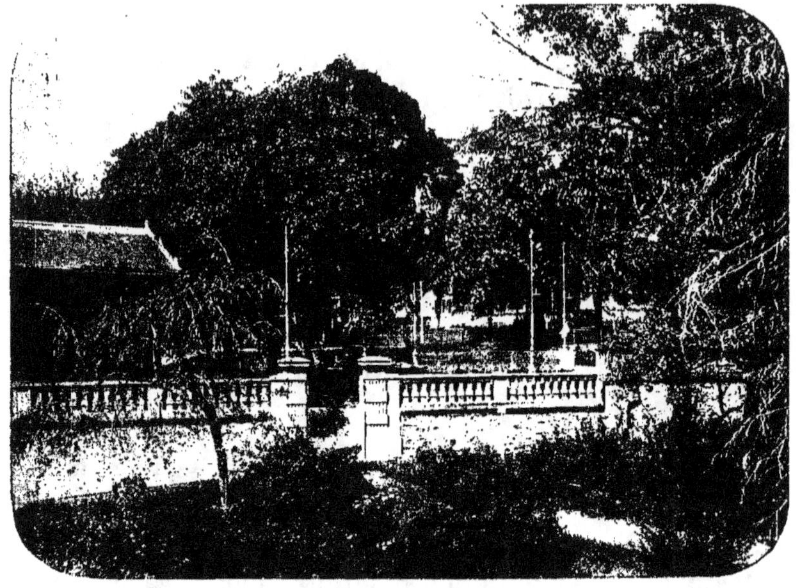

VUE SUR LES PARCS

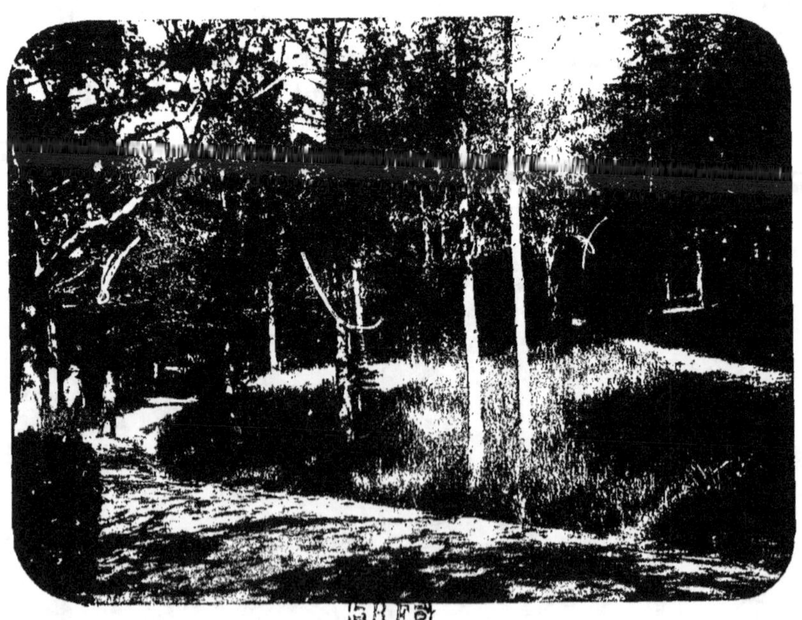

SENTIERS FORESTIERS FAISANT SUITE AUX PARCS